DR. MED. MARIANNE KOCH
WERNER BUCHBERGER

Bluthochdruck

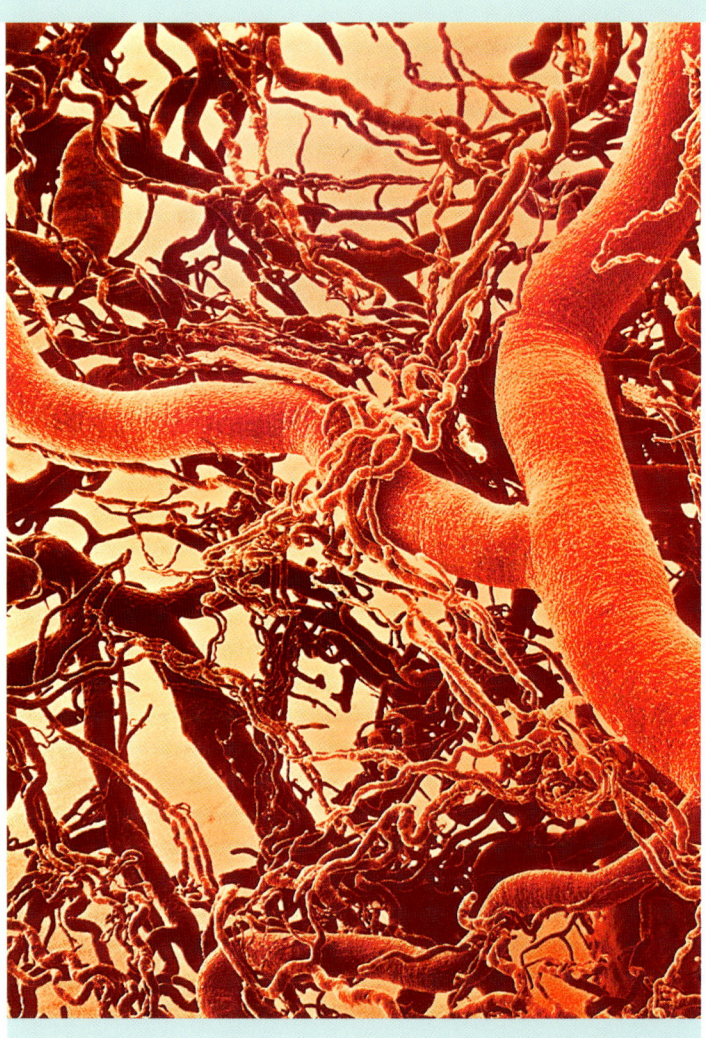

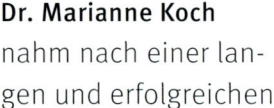

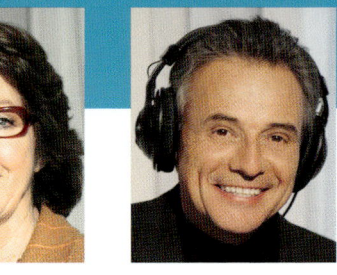

Dr. Marianne Koch
nahm nach einer lan-
gen und erfolgreichen
Filmkarriere ihr Medizinstudium wieder
auf und arbeitete bis 1997 als Internistin
in ihrer eigenen Praxis. Anschließend begann sie eine neue Tätigkeit als Medizin-
journalistin. Mit ihren Fachbüchern (»Mein
Gesundheitsbuch«, »Körperintelligenz«
sowie »Die Gesundheit unserer Kinder«)
und ihren Auftritten in Fernsehen und
Hörfunk vermittelt sie seither medizini-
sches Wissen in einer bildhaften, für
jedermann verständlichen Sprache. Im
Jahr 2001 begann Marianne Koch im
Bayerischen Rundfunk zusammen mit
dem kongenialen Moderator Werner
Buchberger die wöchentliche Hörfunk-
Sendung »Gesundheitsgespräch«. Sie ist
bis heute überaus populär. Jetzt erscheint
sie auch als Buchserie.

Werner Buchberger arbeitet
seit 28 Jahren für den Bayerischen Rundfunk und ist Lei-
ter des Gesundheitsressorts.
Als Moderator und Redak-
teur hat er mit Frau Dr. Koch
die wöchentliche Hörfunk-
sendung »Gesundheitsge-
spräch« entwickelt, die seit
acht Jahren sehr erfolgreich
auf Bayern 2 läuft. Sein An-
liegen besteht darin, den
Menschen eine Orientie-
rungshilfe im Informations-
dschungel der modernen
Medizin zu bieten. Diesen
Ansatz sieht er im »Gesundheitsgespräch« verwirklicht.

Der Blutdruck wird gesteuert durch ein kompliziertes Zusammenspiel von Muskeln, Nerven und Hormonen. Ist der Blutdruck zu niedrig, empfinden wir Schwindel und Schwäche. Ist er zu hoch, spürt man – zunächst – gar nichts! Das ist das Tückische am Hochdruck! Ist der Druck längere Zeit erhöht, drohen Schlaganfall, Herzinfarkt, Nieren- und Augenleiden. Doch was ist ein normaler Blutdruck? Wann ist er erhöht? Kann man zu hohen Druck auf natürliche Weise senken oder geht das nur mit Medikamenten? Dies und mehr erfahren Sie hier.

Dr. med. Marianne Koch, Werner Buchberger

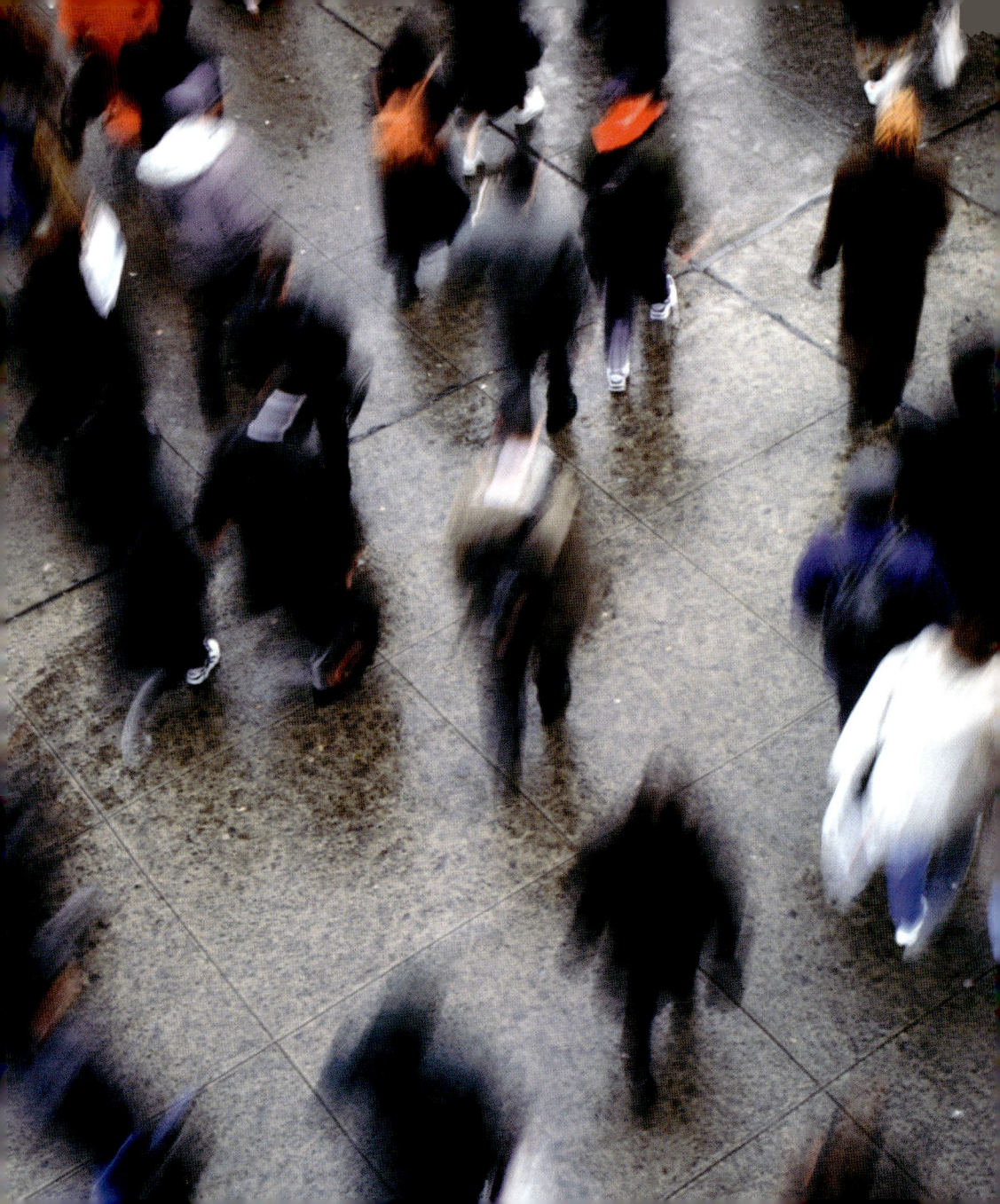

Blutdruck – was ist das eigentlich?

Unser Thema im Gesundheitsgespräch: Hoher Blutdruck, und was Sie gegen diesen unsichtbaren Feind tun können.

Werner Buchberger: Trotz aller Aufklärungskampagnen und trotz aller Bemühungen der Ärzte wird ein erhöhter Blutdruck von vielen Menschen, die davon betroffen sind, offensichtlich nicht ernst genommen. Nur die Hälfte aller Hochdruckpatienten ist überhaupt in Behandlung, und nicht einmal 30 Prozent erreichen die angestrebten Normalwerte. Wie kommt das? **Dr. Marianne Koch:** Es gibt selbstverständlich Gründe dafür. Der erhöhte Blutdruck ist sozusagen ein »stiller Killer«. Das heißt, man spürt ihn lange Zeit nicht. Im Gegenteil, die meisten Leute, die mit durchaus gefährlichen Blutdruckwerten herumlaufen, fühlen sich ausgesprochen wohl. Vielleicht haben sie hin und wieder Nasenbluten, oder einen kurzen Schwindelanfall, oder sie stehen vor dem Geldautomat und können sich plötzlich nicht mehr an ihre PIN-Nummer erinnern – aber sie bringen das nicht mit einer Krankheit in Verbindung und sind höchst erstaunt, wenn ihnen ihr Arzt eröffnet, sie seien Hochdruck-Patienten.

Achtung: Bluthochdruck bleibt häufig lange unbemerkt.

Es ist wahrscheinlich auch eine gewisse Abneigung, sich als Patienten zu sehen, obwohl ihnen doch – scheinbar – nichts fehlt. Ja. Medikamente nehmen, einen Blutdruckapparat kaufen, das Gefühl von Gefährdung: All das wird nur zu gerne verdrängt. »Es wird schon nichts passieren« – die alte Formel gilt eben für viele Menschen, die lieber den Kopf in den Sand stecken, als gesundheitliche Vorsorge zu betreiben.

Bevor wir über Hochdruck und seine Folgen sprechen und darüber, wie man ihn vermeidet oder am besten behandelt, zuerst eine Frage: Was heißt das – »Blutdruck«? Beim Blutdruck handelt es sich um ein ziemlich kompliziertes System. Die Blutdruckmessung wird durch zwei Zahlen definiert. Die höhere Zahl gibt den Druck – genauer: die Druckwelle – an, die entsteht, wenn sich der Herzmuskel zusammenzieht und das Blut in die Arterien presst. Die niedrigere Zahl bezeichnet den Druck, der dann noch in den Arterien herrscht, wenn sich das Herz wieder entspannt und neu mit Blut füllt. Man spricht auch vom systolischen und vom diastolischen Blutdruck. Als normal gelten bei Erwachsenen 110 bis 135 für den oberen und 75 bis 90 für den unteren Wert – egal, wie alt sie sind! Alles, was darüber liegt, bedeutet erhöhten oder zu hohen Blutdruck *(siehe Kasten Seite 13)*.

Erhöhter Blutdruck ist doch meistens ein Zustand, der ältere Menschen betrifft. Was ändert sich da im Lauf des Lebens?

Der normale Blutdruck beträgt etwa 130/80.

Warum so viele Menschen im mittleren und höheren Lebensalter einen hohen Blutdruck – die Mediziner sagen Hypertonus – entwickeln, ist nur teilweise geklärt.

Es gibt Krankheiten, die den Druck in den Adern erhöhen (und die übrigens auch bei jungen Leuten auftreten können), zum Beispiel eine Überfunktion der Schilddrüse oder Erkrankungen der Nieren. Behandelt man diese Krankheiten, dann normalisiert sich der Blutdruck. Die weitaus meisten Fälle beruhen aber auf einer Veränderung der Arterien-wände, die sich im Lauf des Lebens entwickelt, manchmal allerdings auch schon in jungen Jahren.

Wir haben eine erste Anruferin. Wie alt sind Sie, Frau N.?

📞 *Ich bin jetzt 54. Aber ich schlage mich schon seit ein paar Jahren mit meinem Blutdruck herum. Mal ist er hoch, mal ist er niedrig. Dann überlege ich mir wieder, ob ich Tabletten brauche – irgendwas stimmt doch nicht mit mir!*

Gewisse Blut-druckschwankungen sind normal.

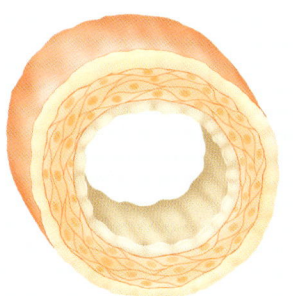 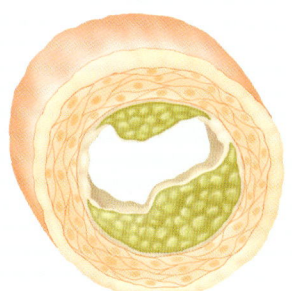

links: gesunde Arterie
rechts: Arterie bei Arteriosklerose

Messen Sie denn Ihren Blutdruck selbst?

☎ *Ja, die ganze Zeit. Zu Hause ist er ja meistens nicht so hoch. Höchstens, wenn ich mich über irgendetwas aufgeregt habe. Aber beim Arzt habe ich regelmäßig ganz schlechte Werte, so 170 zu 95, und er ermahnt mich dann immer,*

WISSEN: So entsteht ein hoher Blutdruck

Das Herz schlägt ungefähr 100 000 Mal am Tag. Jedes Mal wird ein Schwall Blut mit großer Kraft in die Arterien gepumpt. Diese elastischen Muskelschläuche erweitern sich dabei ein wenig und leiten die Kraft der Herzpumpe weiter, sobald sie sich wieder zusammenziehen – in einer Art Wellenbewegung.

Mit dem Älterwerden, aber auch durch genetische oder hormonelle Einflüsse, die die Spannung in den Muskelwänden der Blutgefäße erhöhen, verlieren sie ihre Elastizität. Damit entsteht ein höherer Druck im System. Hoher Druck aber schädigt auf Dauer die empfindliche Innenhaut der Gefäße. Sie wird spröde, hart und rissig: Cholesterin, Blutplättchen und Kalk können sich festsetzen – langsam verwandelt sich eine dehnbare, geschmeidige Ader in ein starres Rohr. Dann ist sie da, die gefürchtete *Arteriosklerose*, die wiederum in einer Art Teufelskreis den Blutdruck noch weiter nach oben treibt.

Medikamente zu nehmen, sonst bekäme ich einen Schlagan-
fall. Jetzt weiß ich gar nicht mehr, was ich tun soll.
Der Blutdruck ist keine feste Größe. Er ändert sich bei jedem
Menschen eigentlich ständig, oft von Minute zu Minute. Im
Winter, in der Kälte, steigt er etwas an, weil sich die Gefäße
verengen, im Sommer erweitern sich die Blutgefäße und der
Druck fällt. In der Nacht ist er meist niedriger als am Tag. Er
steigt an, wenn Sie erschrecken, wenn Sie sich freuen oder
ärgern, weil Ihr Körper dabei bestimmte Hormone, zum Beispiel Adrenalin, vermehrt ausschüttet. Er steigt an, wenn Sie
eine schwere Einkaufstasche schleppen, wenn Sie Treppen
steigen oder joggen. Bei Leistungssportlern kann er sogar
vorübergehend in schwindelnde Höhen gehen. Und bei manchen Leuten erhöht er sich dramatisch, wenn sie nur in die
Nähe eines Arztes kommen.

In der Arztpraxis ist
der Blutdruck oft
höher als zu Hause.

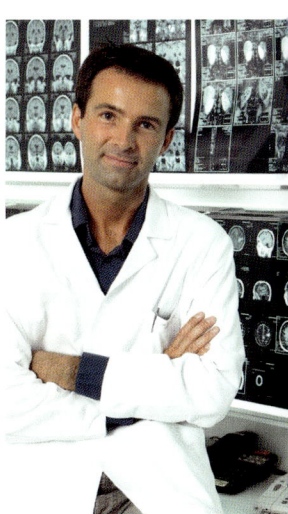

Das nennt man »Weißkittel-Hochdruck«, stimmt's? Frau
N., ich nehme an, dass Sie eine temperamentvolle Dame
sind, und dass Sie möglicherweise zu den Patienten gehö-
ren, die beim Doktor immer zu hohe Werte haben, weil Sie
sich leicht aufregen. Oder weil der Doktor so toll aussieht!

Meiner leider nicht! Und ich weiß auch nicht, ob ich
mich aufrege. Aber es muss doch eine Möglichkeit geben,
einen richtigen Blutdruckwert zu bekommen.
Die gibt es auch. Dazu sage ich gleich noch mehr.

Blutdruck messen – gar nicht so einfach!

Frau Dr. Koch, könnten Sie uns kurz erklären, wie jeder von uns seinen Blutdruck zuverlässig messen kann? Verbindlich für die Bewertung des Blutdrucks ist der sogenannte Ruhewert. Was das bedeutet, ist leicht erklärt: Die Messung sollte erfolgen, nachdem die Person mindestens fünf Minuten still, ohne Ablenkung, ohne Stress in einem Stuhl gesessen ist. Es wird immer am gleichen Arm gemessen, möglichst an dem, der die höheren Werte zeigt. Der Arm sollte locker aufliegen, die Manschette des Messgeräts muss ungefähr in Herzhöhe sein. Dabei nicht reden und still sitzen. Worauf Sie sonst noch achten sollten, steht im Kasten auf Seite 15.

Wie viele Messungen braucht man, um sagen zu können: Mein Blutdruck ist normal oder zu hoch? Wenn Sie ein Blutdruckgerät zu Hause haben, dann wäre es gut, wenn Sie während einer bestimmten Woche, jeweils zu unterschiedlichen Tageszeiten, zwei- bis dreimal täglich messen. Das gilt auch, wenn Sie ein neues Medikament einnehmen und dessen Wirksamkeit überprüfen wollen. Danach können Sie

Der Blutdruck sollte immer in Ruhe gemessen werden.

ruhig viel seltener messen. Haben Sie kein Gerät, dann ist es am besten, Ihr Hausarzt legt Ihnen für 24 Stunden ein Langzeit-Blutdruckgerät an. Das registriert dann fortlaufend Ihren Druck, und hinterher hat man einen sehr verlässlichen Überblick über Ihre tatsächliche Situation. Man sieht dann eben auch, wo die Blutdruck-Spitzen auftreten, im Büro, wenn Sie sich über den Chef ärgern oder am Abend, wenn Sie einen Horrorfilm schauen. Oder vielleicht beim Sport. Frau N., wurde bei Ihnen schon einmal eine solche Aufzeichnung gemacht?

Bis jetzt noch nicht. Das lag aber an mir. Ich habe überhaupt keine Lust, den ganzen Tag so eine Manschette

Eine Langzeit-Blutdruckmessung dauert 24 Stunden.

WISSEN: Blutdruckwerte (in Ruhe) für Erwachsene

- Optimal — < 120 systolisch / < 80 diastolisch
- Normal — < 130 systolisch / < 85 diastolisch
- Hoch normal — 130–139 systolisch oder 85–89 diastolisch
- Hochdruck
  - mäßig — 140–159 systolisch oder 90–99 diastolisch
  - deutlich — 160–179 systolisch oder 100–109 diastolisch
  - stark — ab 180 systolisch oder ab 110 diastolisch

mit mir rumzutragen, die sich immer wieder aufbläst. Und auch noch in der Nacht!

Es wird Ihnen wohl nichts anderes übrig bleiben. Das ist nun einmal die beste Methode, um herauszufinden, ob Sie tatsächlich einen behandlungsbedürftigen Hochdruck haben.

Dürfen wir Sie mit dieser Empfehlung verabschieden? Alles Gute für Sie, und bleiben Sie gesund!

Frau Dr. Koch, gibt es nicht auch schon Verfahren, die telemetrisch die jeweiligen zu Hause gemessenen Werte an den Arzt weitermelden? Sie meinen das Telemonitoring. Dabei werden entweder der Hausarzt oder die Klinik über die gemessenen Werte informiert. Dadurch kann man Patienten, die nicht mehr so selbstständig sind, ganz gut überwachen und bei schlechter Blutdruckeinstellung rechtzeitig eingreifen. Das muss selbstverständlich mit ausdrücklichem Einverständnis aller Beteiligten geschehen.

Noch eine Frage. Was ist besser – ein Gerät, das am Oberarm misst oder eines, das um das Handgelenk gelegt wird? Die Geräte mit Prüfsiegel sind alle ziemlich zuverlässig. Die Ärzte verwenden lieber solche mit Oberarmmanschetten. Mit den Handgelenkgeräten kann es eher Messfehler geben, weil dabei die Haltung des Armes eine größere Rolle spielt. Andererseits sind diese Messgeräte sicher praktischer, wenn man viel unterwegs ist.

Kaufen Sie nur Blutdruckgeräte mit Prüfsiegel.

WISSEN: Was Sie beim Blutdruck-Messen beachten müssen

- Messen Sie nicht, wenn Sie gerade eine größere Mahlzeit gegessen oder Kaffee getrunken haben (Kaffee erhöht zunächst den Blutdruck, dann senkt er ihn, weil sich die Blutgefäße erweitern).

- Messen Sie erst, nachdem Sie fünf Minuten ruhig und ohne Arbeit oder Ablenkung gesessen sind.

- Messen Sie nicht, wenn Sie sich gerade abgehetzt oder schwere Sachen getragen haben.

- Achten Sie darauf, dass die Manschette die für Sie richtige Breite hat und immer in Herzhöhe angelegt ist. (Bei Handgelenk-Manschetten muss der Arm am Ellenbogen aufgestützt und – locker! – in Höhe des Herzens gehalten werden.)

- Benutzen Sie beim Selbstmessen nur Geräte, die ein Prüfsiegel der Hochdruckliga tragen und lassen Sie sich die Handhabung vom Verkäufer (oder in der Apotheke) genau erklären.

- Legen Sie sich einen Blutdruck-Pass zu, in den Sie alle Werte eintragen.

- Messen Sie bloß nicht hektisch den ganzen Tag lang – das bringt nichts.

Unter hohem Blutdruck
leidet der ganze Körper!

Ich glaube, wir sollten an dieser Stelle die Gründe dafür darlegen, warum die Ärzte, die Medien und andere Gesundheitsexperten so dringend dafür plädieren, erhöhte Blutdruckwerte ernst zu nehmen und etwas dagegen zu tun. Hier kommt nun eine Dame zu Wort, die offensichtlich unter den Spätfolgen leidet. Frau K., wollen Sie erzählen?

☎ *Ich hatte vor drei Jahren einen Schlaganfall. Mit 62 Jahren. Ich war immer gesund, habe mich wohlgefühlt und dann, aus heiterem Himmel, bin ich eines Tages in der Früh aufgestanden und vor dem Bett zusammengebrochen und konnte mich nicht mehr rühren. Als mich meine Tochter gefunden hat, konnte ich wohl auch nicht mehr sprechen.*

Die Veranlagung für hohen Blutdruck kann vererbt sein.

Wie gut, dass Sie das jetzt wieder können. Sind Ihre Lähmungen auch wieder zurückgegangen?

☎ *Nicht ganz. Mein rechter Arm ist noch sehr schwach. Aber ich darf mich nicht beklagen.*

Kann ich davon ausgehen, dass die Ärzte festgestellt haben, dass Sie einen zu hohen Blutdruck hatten?

☎ *Ja. Und dass eine Ader im Gehirn verstopft war.*

Haben Sie vorher keine Anzeichen gemerkt?

☎ *Nichts hab ich gespürt! Höchstens mal so einen kurzen Schwindel. Aber ich muss schon länger so hohe Werte gehabt haben, sagt mein Doktor jetzt, weil er auch Zeichen dafür in meinen Augen festgestellt hat.*

Sie haben vorher nie Ihren Blutdruck messen lassen?

☎ *Nein. Warum auch? Ich war ja gesund! Was glauben Sie, was das für eine Energie gekostet hat, bis ich wieder laufen konnte. Ich habe seitdem immer nur geübt, geübt. Dazu habe ich eine Frage. Meine Krankengymnastin*

Auch junge Menschen können zu hohen Blutdruck haben.

WISSEN: Woher kommt mein erhöhter Blutdruck?

Bei einem neu entdeckten Hochdruck ist es wichtig, zunächst nach möglichen Krankheiten zu suchen, die hohen Blutdruck verursachen. Werden diese behandelt, dann normalisieren sich meist auch die Blutdruckwerte:

- Nierenkrankheiten oder Überfunktion der Schilddrüse
- Anomalien der Blutgefäße (z. B. Aorten-Isthmus-Stenose)
- Erhöhte Hormone wie Adrenalin oder Kortison

Allerdings findet man solche Ursachen nur in zehn Prozent der Fälle. Bei allen anderen entsteht der hohe Blutdruck spontan.

möchte, dass ich auch jetzt, nach drei Jahren, weitertrainiere. Auch den Arm. Bringt das denn noch etwas?
Man hat festgestellt, dass sich die Hirnzellen, die abgestorben sind, weil sie kein Blut mehr bekamen, nicht wieder erholen können. Wir können aber mit einiger Mühe andere Zellen neu programmieren, damit sie dann die Aufgaben übernehmen, die die kaputten Zellen hatten. Zum Beispiel Nervenimpulse an die Muskeln Ihres Armes geben. Dieses Programmieren geschieht durch ständige Übung und funktioniert auch noch Jahre nach einem solch schlimmen Ereignis. Ich nehme an, Ihr Blutdruck ist jetzt gut eingestellt? Damit nicht noch mehr kaputtgeht?

Die meisten Schlaganfälle könnte man verhindern!

📞 *Ja. Inzwischen schon. Allerdings muss ich jeden Tag ganze fünf Tabletten einnehmen.*

Dann wünschen wir Ihnen viel Glück, Frau K. und weiterhin viel Kraft und Ausdauer.

Frau Dr. Koch, ist eine solche Katastrophe, ist ein Schlaganfall wirklich zu verhindern? Sie wissen ja, dass in der Medizin nichts »hundertprozentig« oder »ganz sicher« ist. Aber das Risiko eines solchen Ereignisses wird mit einer konsequenten Senkung des Blutdrucks sehr viel geringer. Selbstverständlich spielen noch andere Dinge eine Rolle, die ebenfalls zu einer Veränderung der Blutgefäße führen. Aber der hohe Blutdruck ist dabei der gefährlichste Faktor. Wobei er nicht nur Verschlüsse der Blutgefäße im Gehirn verursachen kann, sondern auch Hirnblutungen, nämlich dann, wenn eine Arterie dem Druck nicht mehr standhält und reißt.

Sie sprechen von anderen Faktoren. Worum geht es da? Die anderen großen Feinde der Blutgefäße sind Rauchen, Diabetes, hohes Cholesterin und – Faulheit. Nämlich die Faulheit, die einen daran hindert, körperlich aktiv zu sein. Gemeinsam mit den erhöhten Blutdruckwerten schädigen sie die empfindliche Innenhaut der Arterien, es bilden sich, wie schon erwähnt, Risse und Ablagerungen, die dann mit der Zeit die Blutgefäße von innen heraus zerstören. Ganz klar, dass die Organe, die am meisten auf eine optimale Versorgung mit Sauerstoff und Nährstoffen angewiesen sind, auch am stärksten leiden, nämlich Gehirn, Herz, Augen und Nieren.

Wobei der Hochdruck immer noch weltweit die Hitliste für Sterblichkeit und Behinderung anführt. Ja. Ganz zu schweigen von der Altersdemenz, der schweren Beeinträchtigung von Gedächtnis und anderen Hirnleistungen, die eben nicht immer durch die Alzheimer-Krankheit verursacht wird, sondern fast ebenso häufig durch ein Versagen der Blut-

Das Gehirn wird von Millionen Blutgefäßen versorgt.

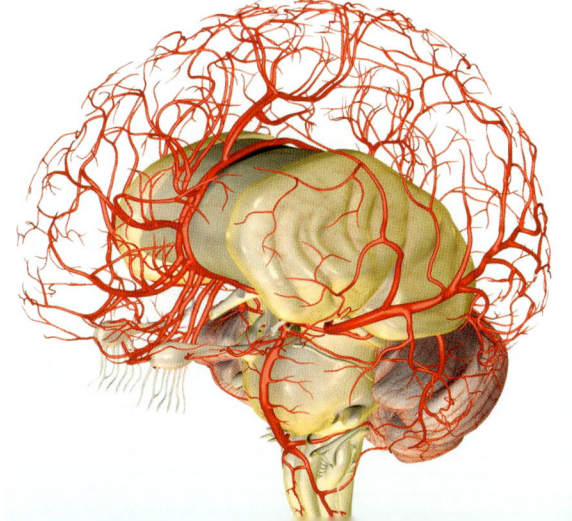

versorgung, weil die Millionen von feinsten Gefäßen, die das Gehirn durchziehen, geschädigt sind.

Herr R. ist am Telefon. Er hat mehrere Risikofaktoren und möchte wissen, wie er sich verhalten soll.

☎ *Ich bin Diabetiker seit ein paar Jahren. Das habe ich aber ganz gut im Griff. Mein Cholesterin ist auch etwas erhöht. Dagegen nehme ich Tabletten. Ich frage mich jetzt, wie hoch mein Blutdruck sein darf, damit ich möglichst keine Langzeitschäden davontrage.*

Bei diesem Zusammentreffen von Gefäßrisiken gibt es eine ganz klare Antwort: Ihr Blutdruck sollte sich möglichst im Bereich von 120 bis 125/80 bewegen.

Ist das nicht ein bisschen wenig? Das haben die vielen internationalen Studien gezeigt, die es auf diesem Gebiet gibt. Sie rauchen nicht, nehme ich an?

☎ *Schon seit zehn Jahren nicht mehr. Das heißt, seit meinem 40. Geburtstag.*

Hat Sie in letzter Zeit einmal ein Spezialist für Blutgefäße untersucht? Also festgestellt, wie Ihre Arterien aussehen?

☎ *Kann man denn das?*

Ziemlich einfach. Zum einen wird der Blutdruck an Armen und beiden Beinen an mehreren Stellen gemessen, um herauszufinden, ob die Durchblutung Ihrer Beine normal ist. Dann untersucht der Arzt mit Ultraschall ihre Bauchschlagader und vor allem die Arterien, die das Gehirn versorgen. Dabei sieht man sehr gut, ob es da Ablagerungen in den Gefäßen oder gar gefährliche Verengungen gibt. Bei Verdacht auf Arteriosklerose kann man dann auch noch Aufnahmen von den Herzkranzgefäßen machen, um eventuelle Kalkablagerungen darzustellen.

☎ *Gerade wurde eine Röntgenaufnahme von Herz und Lunge gemacht. Es hieß, mein Herz wäre etwas zu groß.*

Es gibt den Begriff des Hypertonieherzens. Ich glaube, man kann sich das gut vorstellen: Wenn das Herz ständig gegen die veränderten Blutgefäße, also gegen einen erhöhten Widerstand pumpen muss, dann verdickt sich die Muskelschicht. Dicke Herzwände sind aber schlechter durchblutet als nor-

Das Herz wird durch Bluthochdruck überfordert!

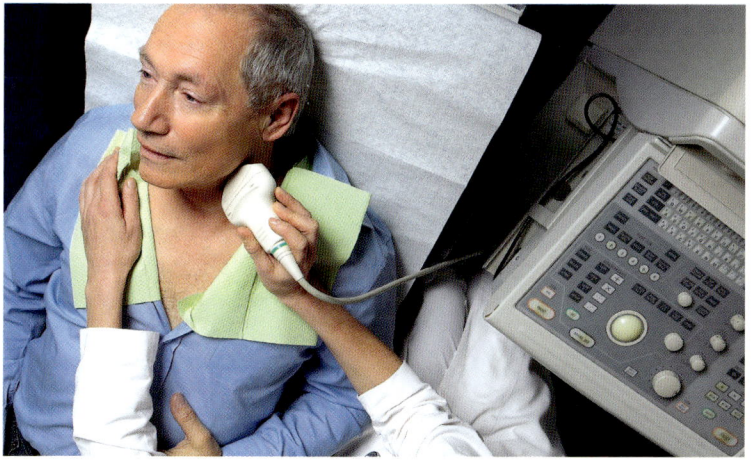

Mit Hilfe der Doppler-Sonografie kann man Gefäßschäden feststellen.

male, auch weil die Blutgefäße, die den Herzmuskel versorgen, sozusagen »eingemauert« werden.

Sind nicht auch die Herzen von Spitzensportlern vergrößert? Radrennfahrer zum Beispiel haben doch riesengroße Herzen? Das stimmt. Aber bei ihnen wachsen im Lauf des Trainings auch die Gefäße mit. Die Probleme bei diesen Leistungssportlern kommen, sobald sie aufhören zu trainieren und das große Herz dann schlaffer wird.

Was würden Sie mir also raten?
Konsequente Blutdrucksenkung auf den Wert von 125/80. So schonen Sie das Herz und verhindern weitere Schäden an den Arterien. Lassen Sie Kontrollen der Hirngefäße durchführen und gehen Sie regelmäßig zum Augenarzt. Ernähren Sie sich cholesterinarm und treiben Sie regelmäßig Sport.

Obwohl dabei der Blutdruck ja ansteigt?
Nur vorübergehend. Durch körperliche Aktivität können Sie den Blutdruck auf natürliche Weise senken. Auf dieses Thema kommen wir in diesem Gesundheitsgespräch noch.

Vielen Dank und alles Gute!
Ich glaube, diese Anregung nehmen wir gleich auf. Frau Dr. Koch, ich könnte mir vorstellen, dass es viele Menschen gibt, denen die Einnahme von Tabletten unangenehm ist und die versuchen möchten, ihren hohen Blutdruck auf andere Art und Weise zu senken.

Hochdruck-Patienten sollten regelmäßig zum Augenarzt gehen.

Den Blutdruck
auf natürliche Weise senken

Zunächst eine ganz banale Frage: Können wir nicht, bevor wir den hohen Blutdruck behandeln, erst einmal alles abstellen, was ihn in solch ungesunde Höhen treibt? Schön wär's. Leider haben die Ärzte die Erfahrung gemacht, dass es doch für viele Patienten außerordentlich schwierig zu sein scheint, schlechte Gewohnheiten abzulegen und den Lebensstil zu verändern. Aber Sie haben natürlich recht. Jeder Arzt wird zunächst versuchen, seine Patienten zu motivieren, schädliche Verhaltensweisen zu ändern.

Sollten wir uns dazu nicht Methoden aus der Werbung zunutze machen, um die Menschen stärker zu motivieren? Denn das Ablegen schädlicher Gewohnheiten scheint trotz aller Einsicht doch auf Hindernisse zu stoßen. Die Barrieren befinden sich ausschließlich in unseren Köpfen. Abnehmen beginnt im Kopf, körperliche Aktivitäten beginnen im Kopf, dann nämlich, wenn wir den entscheidenden Entschluss fassen, jetzt zweimal in der Woche zum Schwimmen oder zum Nordic Walking zu gehen und – jetzt kommt das Wichtigste! –

Gewicht abnehmen beginnt im Kopf!

WISSEN: Das treibt den Blutdruck in die Höhe

■ **Übergewicht**

Fettansammlungen, vor allem solche, die sich im Bauch befinden, sind aktive Hormonproduzenten, die den Stoffwechsel
nachhaltig verändern und den Blutdruck ansteigen lassen.
Außerdem begünstigen sie die Entstehung von Diabetes.

■ **Alkohol**

Größere Mengen Alkohol erhöhen die Blutdruckwerte.

■ **Mangelnde körperliche Bewegung**

Wer sein Herz und seine Blutgefäße nicht trainiert, erhöht das
Risiko, an einem Hochdruck zu erkranken.

■ **Salzreiche Ernährung**

Nicht alle Menschen, denen das Essen ohne Nachsalzen nicht
schmeckt, sind durch Hochdruck gefährdet. Aber bei manchen
wirkt Salz deutlich drucksteigernd. Bedenken Sie zudem: Viel
Salz versteckt sich in Brot, Wurst und Käse!

■ **Stress**

Bei ständiger innerer Anspannung, Hetze oder dauernden
Frustgefühlen schüttet der Körper Hormone aus, allen voran
Adrenalin und Kortison, durch die der Blutdruck kräftig ansteigt. Bei Dauerstress können sich die Wände der Arterien
nicht mehr entspannen und verändern auch ihre Struktur.

dann tatsächlich zum Telefonhörer greifen und uns mit einer Freundin für den ersten Sport-Nachmittag zu verabreden. Dann funktioniert das. Oder über das Internet versuchen, eine Selbsthilfegruppe in der eigenen Stadt zu finden und ein erstes Treffen auszumachen.

Einer der bekanntesten deutschen Hochdruckexperten, Professor Martin Middecke, sagte uns neulich in einer gemeinsamen Sendung, in der wir über Stress und Blutdruck sprachen: Stressbewältigung spielt sich bei uns vor allem im Kopf ab. Man müsse bedenken, dass der Blutdruckanstieg allein durch unser Bewertungsmuster der Situation entsteht. Wenn uns der Chef ärgert, dann liegt es nämlich an uns selbst, ob wir zulassen, dass er uns ärgert oder nicht, und davon hängt es ab, ob unser Blutdruck ansteigt oder nicht. Es wäre besser, meinte er, wenn der Blutdruck vom Chef ansteigen würde. Der Versuch, in einer solchen Situation gelassen zu bleiben und sich Gleichmut zu verordnen, dürfte allerdings nicht immer einfach sein. Ich denke, man muss das richtig trainieren. Und selbstverständlich gibt es Situationen, drohende Arbeitslosigkeit oder Ähnliches, die man sich nicht schöndenken kann.

Ein junger Mann möchte sich an dem Gespräch beteiligen.

Es geht ja wohl um Entspannungstechniken. Ich denke, ein wichtiger Bereich wäre die Atemtechnik. Wir

Dauerstress steigert den Blutdruck.

wissen ja, dass der Atem die Gefühle beeinträchtigt und umgekehrt. Wenn wir aufgeregt sind, haben wir einen anderen Atemrhythmus, als wenn wir in Ruhe sind. Unter Anspannung ruhig zu atmen, ist allerdings nicht ganz einfach. Ich habe angefangen, Qigong zu lernen und das bringt mir sehr viel. Auch in Bezug auf die Atemkontrolle. Haben Sie einen schwierigen Beruf?

Lernen Sie, Stress mit Gelassenheit zu begegnen.

☎ *Ich bin Fluglotse. Es ist ja klar, dass wir ruhig bleiben müssen, auch wenn es mal eng wird in der Luft. Das wird uns im Training selbstverständlich beigebracht. Aber gerade die Atemkontrolle finde ich wichtig. Und weil Sie vom Hochdruck sprechen: Das bedeutet ja, der Mensch steht unter Druck, denn woher kommt denn sonst das Wort.*

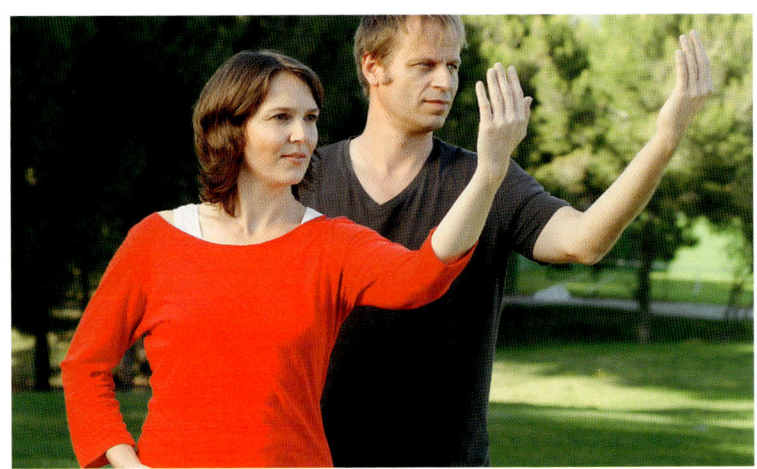

Die asiatische Heil-
gymnastik Qigong
hilft, Körper und
Seele zu entspannen.

Qigong (gesprochen: Tschi-gung) ist eine asiatische Heilme-
thode, in der Bewegung, Atmung, Konzentration und Entspannung zusammenwirken und einen sehr wohltuenden
Effekt auf Körper, Geist und Seele entwickeln. Sie ist für
Hochdruckpatienten hervorragend geeignet, auch für ältere,
weil sie keine größere körperliche Anstrengung bedeutet.
Tai-chi, auch eine asiatische Heilgymnastik, hat wohl ähn-
lich positive Wirkungen? Das stimmt. Es gibt auch sehr inte-
ressante Untersuchungen über die Wirkung von Meditation
auf Herz und Blutgefäße. Dabei hat man festgestellt, dass
Menschen, die diese Technik gut beherrschen, ihren Blutdruck dabei tatsächlich herunterregulieren können!

☎ *Genauso wie den Herzschlag!*
Richtig. Das sind also keine Empfehlungen fragwürdiger
Gurus, sondern handfeste Erkenntnisse. Es gibt das medizi-
nische Fach Psycho-Neuro-Endokrinologie. Es erklärt uns,
wie unsere seelische Befindlichkeit im positiven wie im nega-
tiven Sinn unser ganzes Hormonsystem und unser Immun-
system beeinflusst. Ich bin jetzt allerdings etwas besorgt, dass
wir über die Diskussion der psychologischen Verfahren vergessen, dass man einen erhöhten Blutdruck, so er dann noch
besteht, unbedingt mit Medikamenten behandeln muss.
Das vergessen wir selbstverständlich nicht. Lassen Sie uns
aber noch einmal ganz kurz zusammenfassen, welche

> Körper und Seele
> beeinflussen sich
> gegenseitig.

natürlichen Mittel es gibt, um bessere Blutdruckwerte zu haben. Ihnen, Herr G., vielen Dank für Ihre Anregungen.

Ich habe in meiner Praxis mehrfach erlebt, dass übergewichtige Patienten mit einem Blutdruck von über 160/95 in ein paar Monaten, in denen sie tapfer mehrere Kilos abgenommen hatten, auf Normalwerte von unter 140/90 kamen. Also, erster Rat: Versuchen Sie, Ihr Normalgewicht, das heißt, einen Body-Mass-Index zwischen 20 und 25 zu erreichen.

Body-Mass-Index müssen Sie erklären. Das kann man leicht ausrechnen: Gewicht in Kilogramm geteilt durch den Wert von Körpergröße mal Körpergröße in Metern.

Also: Angenommen, jemand wiegt 75 Kilo und ist 1,65 m groß. Dann heißt es also: 75 geteilt durch 2,72 ist gleich 27. Also bereits Übergewicht, oder? Richtig. Zweiter Rat: Unbedingt viel bewegen. Am besten mit Ausdauertraining. Zwei- bis dreimal pro Woche eine Stunde Radfahren oder Schwimmen. Für jüngere Patienten wird auch Joggen empfohlen. Im Winter Skilanglauf. Es dauert vielleicht ein paar Wochen, aber dann geht der Ruheblutdruck deutlich zurück.

Dann haben Sie bereits erwähnt: Alkohol reduzieren, Stress abbauen.

Durch regelmäßigen Ausdauersport können Sie Ihren Blutdruck positiv beeinflussen.

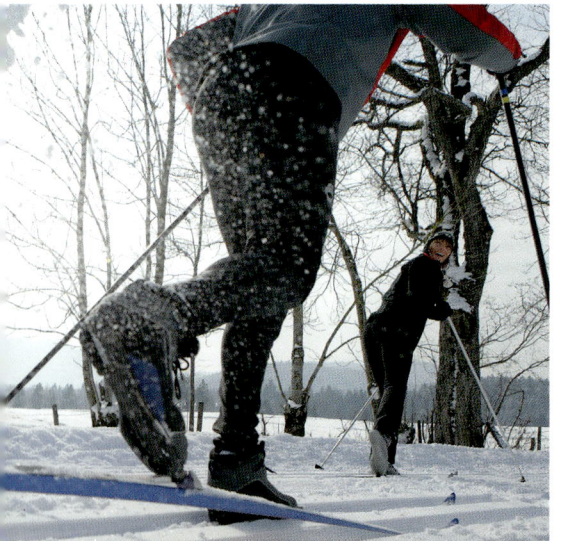

Letzteres sagt sich so leicht. Ich weiß. Neben der schon erwähnten Meditation oder den fernöstlichen Gymnastik-formen helfen dabei vor allem Entspannungsübungen. Besonders die Progressive Muskelrelaxation nach Jacobson, bei der nach maximaler Muskelspannung der einzelnen Glie-der das völlige Loslassen, also die Entspannung folgt, hat sich bewährt. Aber auch Autogenes Training. Beide Techniken müssen unter Anleitung erst richtig gelernt werden. Die Krankenkassen, aber auch die meisten Volkshochschulen bie-ten die entsprechenden Kurse an.

Lernen Sie Entspannungs-techniken!

Am wichtigsten wäre es allerdings, die Stresssituationen zu verändern. Mehr Zeit haben, Ärger nicht zu tief in die Seele eindringen lassen, Ängste abbauen. Eventuell muss man sich dabei vom Psychologen helfen lassen.

Frau Dr. Koch, gibt es eine Blutdruck-Diät? Frau B. ist jetzt am Telefon. Sie möchte wissen, ob sie durch bestimmte Nahrungsmittel ihren Blutdruck senken kann.

☎ *Ich nehme ganz brav meine Hochdruckmittel. Aber ich habe gehört, dass man mit einer bestimmten Diät den Blut-druck senken kann und dann nicht mehr so viele Medika-mente braucht. Stimmt das?*

Ja, das stimmt. Vor einigen Jahren hat man in den USA eine große Studie durchgeführt, bei der in verschiedenen Zentren über 500 Hochdruck-Patienten acht Wochen lang eine festgelegte Diät bekamen. Diese enthielt viel Gemüse und Obst, fettarme Milchprodukte, Vollkornprodukte, Geflügel, Fisch und Nüsse. »Rotes« Fleisch – also Rind-, Kalb-, Schweine- und Lammfleisch – gab es nur in geringen Mengen. Desgleichen waren Kuchen, Süssigkeiten und zuckerhaltige Getränke stark reduziert. Es wurde ferner Wert darauf gelegt, dass die verwendeten Fette möglichst wenig Cholesterin, dafür ein- oder mehrfach ungesättigte Fettsäuren enthielten, das heißt, gekocht wurde mit Pflanzenölen statt Butter. Zusätzlich versuchte man, die tägliche Salzmenge gering zu halten.

Durch die richtige Ernährung kann der Blutdruck gesenkt werden.

Das klingt für mich wie eine typische Mittelmeer- oder Kreta-Diät. Sie haben völlig recht. Die empfohlenen Zutaten entsprechen ziemlich genau denen, die wir als Vorbeugung gegen Herz-Kreislauf-Krankheiten empfehlen.

Und – was hat das gebracht?

Erstaunlich viel. Der Blutdruck der Versuchspersonen sank im Schnitt um 12 Punkte systolisch und 5,5 Punkte diastolisch. Wenn also jemand vorher einen Blutdruck von 150/95 hatte, betrug der nach den acht Wochen nur noch 138/89, war also damit im Normalbereich? Richtig. Ich finde, das ist eine wichtige Information und ich bin Ihnen dankbar, Frau B., dass Sie das Thema angesprochen haben.

Und was ist mit Knoblauch? Ich habe gelesen, dass auch Knoblauch den Blutdruck senkt.

Das stimmt. Das Problem besteht nur darin, dass man gewaltige Mengen von Knoblauch essen muss, um einen Effekt zu erzielen – und das riecht man bekanntlich. Ich fürchte, dass dann das soziale Leben darunter leiden würde.

☎ *Da mögen Sie recht haben! Vielen Dank Frau Dr. Koch!*

Frau P. ist am Apparat. Sie sind Hochdruckpatientin?

☎ *Ich wollte fragen, ob es stimmt, dass sich der Blutdruck bei Frauen anders auswirkt als bei Männern.*

Frauen sind ja ganz besondere Wesen. Frau Dr. Koch, gibt es auch Besonderheiten, was den Bluthochdruck und seine Behandlung betrifft? Ja. Die sogenannte geschlechtsspezifische Medizin wird ja immer wichtiger genommen, auch im Rahmen der Ärztekongresse, weil es tatsächlich oft große Unterschiede gibt. Bei Frauen ist es so, dass sie bis zum 50. Lebensjahr, also bis zur Menopause, weniger mit erhöhten Blutdruckwerten zu tun haben. Offensichtlich sind die weiblichen Geschlechtshormone da so etwas wie ein Schutz. Dann aber holen die Frauen kräftig auf, und mit 60 bis 65 Jahren haben sie die gleichen Risiken wie die Männer. Das würde ja fast für eine Hormonersatztherapie sprechen. Leider funktioniert das nicht. Im Gegenteil. Durch eine Östrogentherapie sind die Frauen eher stärker von Schlaganfällen und anderen Gefäßkrankheiten bedroht. Ganz zu schweigen vom erhöhten Risiko für Brustkrebs.

Der Blutdruck verhält sich bei Frauen anders als bei Männern.

📞 Sie meinen, man müsste dann eben auch Medikamente nehmen, wenn der Blutdruck erhöht ist.

Ja, natürlich. Ich habe immer ein komisches Gefühl, wenn hierzulande Leute jammern, weil man ihnen zumutet, Tabletten gegen ihren hohen Blutdruck zu nehmen. Statt dies als Chance zu sehen. In vielen anderen europäischen Ländern und in den USA werden diese Arzneimittel nicht von den Krankenkassen bezahlt – die Patienten müssen dafür tief in ihre Tasche greifen. Wir können durch eine gute Blutdruckeinstellung schweren Krankheiten vorbeugen. Darüber sollte man sich eigentlich freuen, meinen Sie nicht auch, Frau P.?

📞 So habe ich das noch nicht gesehen. Wahrscheinlich haben Sie recht. Danke für Ihre Informationen.

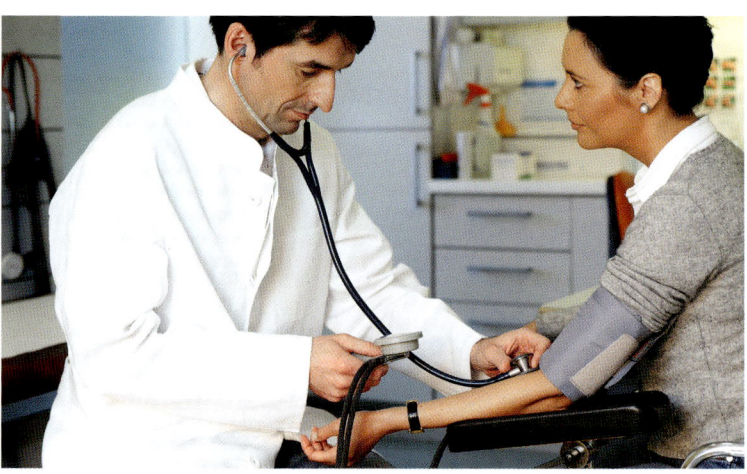

Kontrollieren Sie Ihren Blutdruck regelmäßig.

Welche Medikamente
sind die richtigen für mich?

Frau E. ist 59 Jahre. Sie nimmt Medikamente, hat aber große Probleme mit ihrer Blutdruckeinstellung.

☎ *Ich bin schon ganz verzweifelt. Seit Jahren habe ich einen viel zu hohen Blutdruck, oft bis zu 200, aber bei mir funktionieren die Mittel einfach nicht. Ich habe natürlich ständig Angst, dass mir was passiert.*

Es ist äußerst selten, dass es trotz der vielen wirksamen Medikamente, die wir zur Verfügung haben, solche Schwierigkeiten mit der Einstellung gibt. Fangen wir mal ganz von vorne an. Ihr Hausarzt hat festgestellt, dass Ihr Blutdruck zu hoch ist und Ihnen Mittel verschrieben. Welche?

☎ *Ich kann mir die Namen so schwer merken: Es war ein harntreibendes Mittel und ein Beta-Blocker. Ich habe die immer wieder genommen, aber der Blutdruck blieb oben. Dann hat mir mein Doktor statt des Beta-Blockers ein ACE-Mittel gegeben. Das hat aber auch nichts genützt.*

Sie meinen einen so genannten ACE-Hemmer. Mir ist da gerade etwas aufgefallen. Sie sagen, Sie hätten die Medika-

Oft führt eine Kombination von Medikamenten zum Erfolg.

mente »immer wieder« genommen. Was heißt das? Wann
haben Sie sie denn genommen?

☎ *Ich habe mir ja gleich einen Blutdruckapparat gekauft.
Und auch regelmäßig gemessen. Mal war der Blutdruck
dann hoch, mal niedrig. Und immer, wenn er hoch war,
hab ich meine Medikamente sofort genommen.*

Und wenn er niedrig war, eben nicht?

☎ *Ja. Genau. Ich hab mir gedacht, irgendwann muss er
doch unten bleiben.*

Ich denke, da lag zwischen Ihnen und Ihrem Arzt ein Missver-
ständnis vor. Blutdruckmedikamente muss man regelmäßig
nehmen. Möglichst immer zur gleichen Tageszeit. Nach ein

Blutdruckmittel muss man regelmäßig einnehmen!

paar Wochen sollte der Arzt eine Langzeit-Blutdruckmessung
durchführen, also dem Patienten ein Gerät umlegen, das
immer wieder während der nächsten 24-Stunden den Druck
misst *(siehe Seite 13)*. Wohlgemerkt – auch dabei muss man die
verordneten Tabletten nehmen! So kann man gut sehen, ob der
Blutdruck ausreichend gesenkt ist, ob zu hohe Werte vorkom-
men und wenn ja, bei welcher Gelegenheit. Dann kann man
die Medikamenteneinnahme verändern, ergänzen, umstellen,
vielleicht noch ein zusätzliches Mittel am Abend empfehlen.
Hat man eine solche 24-Stunden-Messung bei Ihnen gemacht?

☎ *Doch. Mein Blutdruck sei schwierig einzustellen, sagte
mir der Arzt. Aber niemand hat mir gesagt, wie ich die*

*Tabletten nehmen muss. Oder ich hab nicht richtig zuge-
hört. Was bedeutet das jetzt? Ich kann doch keine Tabletten
nehmen, wenn ich einen Blutdruck von 130/80 habe!*
Doch! Der Druck ist in diesem Fall so normal, *weil* Sie die
Tabletten genommen haben. Und er bleibt nur in diesem normalen Bereich, wenn Sie sie regelmäßig weiternehmen. Diese
Probleme mit der Einnahme kommen häufig vor, und die
Patienten sind dann meistens total erleichtert, wenn sie feststellen, dass es eben nur ein Einnahmefehler war, und dass
sich der Druck eben doch gut einstellen lässt.

☎ *Das probiere ich jetzt einfach mal aus. Das wäre ja
toll, wenn es endlich klappen würde.*
Und nach ein paar Wochen bitten Sie Ihren Arzt, noch einmal

> Um den Blutdruck
> optimal einzu-
> stellen, braucht
> man Geduld.

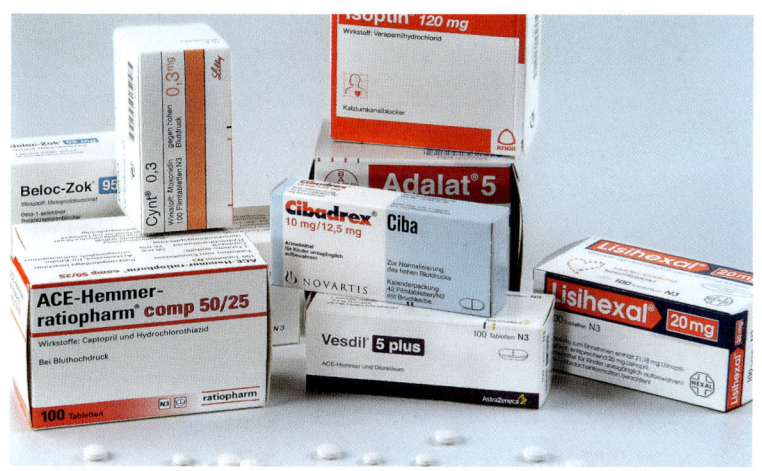

Arzt und Patient
können unter einer
großen Anzahl unter-
schiedlicher Hoch-
druckmittel wählen.

eine Langzeitmessung zu machen. Damit Sie ganz sicher sind, dass dann alles in Ordnung ist. Alles Gute für Sie, Frau E.!

Wieder einmal ein typisches Beispiel dafür, dass die Ärzte einfach viel zu wenig mit ihren Patienten reden. Meistens leiden sie selbst genauso darunter wie ihre Patienten. Schuld ist unser Gesundheitssystem, das die »Sprechende Medizin« so gut wie abgeschafft hat. Ich halte das für eine Katastrophe. Wir haben eine weitere Patientin am Telefon. Frau W. ist 71 Jahre alt. Sie möchte auch etwas über Medikamente wissen.

☎ *Frau Dr. Koch, Sie wissen ja gut Bescheid. Ich wollte Sie bitten, mir die besten Blutdruckmedikamente zu nennen, weil ich nicht sicher bin, ob mein Arzt mir wirklich gute verschreibt. Ich würde sie auch selbst bezahlen.*

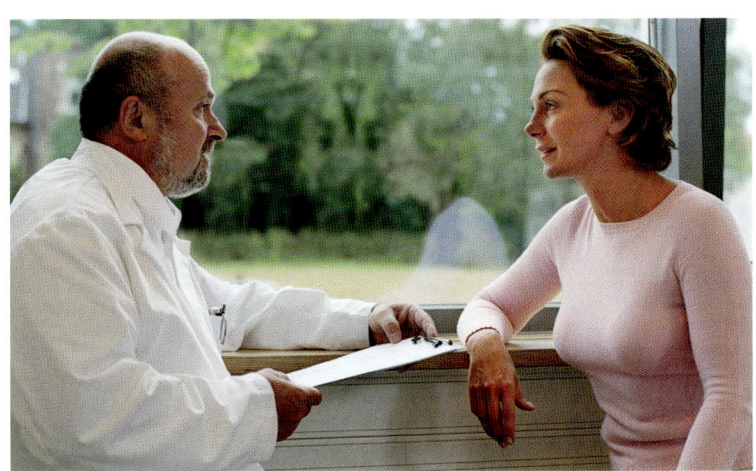

Das Gespräch zwischen Arzt und Patient ist so wichtig wie die Medizin.

Liebe Frau W., ich fürchte, ich muss Sie enttäuschen. Es gibt keine »besten« Blutdruckmittel. Es gibt nur die individuell richtigen. Die Ärzte können für ihre Patienten Medikamente aus fünf oder mehr unterschiedlichen Stoffgruppen aussuchen. Je nachdem, wie alt der Patient ist, ob er noch andere Krankheiten – zum Beispiel Diabetes oder Herzschwäche – hat, und je nachdem, wie er auf die einzelnen Wirkstoffe reagiert. Deshalb dauert es oft eine gewisse Zeit, bis man ausprobiert hat, welches die idealen Mittel sind oder welche Kombination am besten hilft und die geringsten oder besser noch keine Nebenwirkungen verursacht.

In Zukunft dürfte das leichter sein, weil es nämlich irgendwann die Möglichkeit geben wird, anhand der genetischen Ausstattung eines Menschen von vorneherein zu wissen: dieses Medikament ist für diesen Patienten geeignet und jenes eben nicht. Diese Vorhersage gibt es heute schon bei einigen Rheuma- oder Krebsmedikamenten.

☎ *Mein Arzt hat mir die Tabletten, die ich bisher immer bekam, nicht mehr geben wollen und dafür neue aufgeschrieben, die ganz anders aussehen.*

Ich denke, das ist eine Frage der neuen Vorschriften und der Kosten. Wollen Sie dazu noch etwas sagen, Frau Dr. Koch?

Ja, gerne. Sie wissen ja, dass Pharmafirmen einen Patentschutz auf neue Medikamente haben. Wenn der nach 20 Jahren abgelaufen ist, dann können andere Hersteller die Substanz »nachbauen«. Diese Mittel nennt man »Generika«. Sie müssen den gleichen Wirkstoff in gleicher Menge enthalten,

Generika gleichen den Original-medikamenten.

können aber billiger sein, weil sie nicht die irrsinnig teuren Forschungskosten hereinbringen müssen. Ärzte werden praktisch gezwungen, die billigeren Generika zu verschreiben. Sonst müssen sie die teuren Mittel selbst bezahlen.

Ich denke, es ist im Prinzip richtig, dass die Medikamentenpreise sinken. Die Umstellung verursacht aber gelegentlich Probleme, weil die Wirkstoffe in den Tabletten anders »verpackt« sind, und dadurch auf unterschiedliche Weise vom Körper aufgenommen werden. Man muss das einfach ausprobieren und notfalls den Arzt bitten, wieder die alten Medikamente zu verschreiben.

Wie ist denn jetzt Ihr Blutdruck eingestellt?

☎ *Eigentlich ganz gut. Und Sie meinen, diese neuen Mittel sind nicht minderwertiger?*

Das dürfen sie eigentlich nicht sein. Im Großen und Ganzen sind die Generika-Hersteller seriös. Aber, wie gesagt, manchmal kann es Probleme bei der Umstellung geben. Trotzdem sollten Sie einer Entlastung des Gesundheitssytems positiv gegenüberstehen. Und alles erst einmal ausprobieren.

☎ *Na gut, dann werde ich das jetzt tun. Ich danke Ihnen vielmals für Ihre Information.*

WISSEN: Die wichtigsten Hochdruck-Medikamente

■ **Diuretika (harntreibende Mittel)**

Senken den Blutdruck durch Entwässerung des Körpers; ent-
lasten das Herz. Mögliche Nebenwirkungen: Veränderung der
Kaliumwerte im Blut; Bluteindickung (Laborkontrollen!)

■ **Beta-Blocker**

Bremsen die (durch Hormone wie Adrenalin und Noradrenalin
verursachten) zu starken Antriebskräfte des Herzens.
Mögliche Nebenwirkungen: langsamer Puls; (selten) Schlaf-
störungen; (selten) Erektionsprobleme

■ **ACE-Hemmer**

Erweitern die Blutgefäße durch Blockierung eines blutdrucksteigernden Hormons. Mögliche Nebenwirkungen:
Etwa 15 Prozent der Patienten reagieren mit Reizhusten.

■ **Sartane (AT1-Antagonisten)**

Blockierung eines blutdrucksteigernden Hormons; Erweiterung der Gefäße. Mögliche Nebenwirkungen: (selten) eventuell Auftreten von Schwindel und/oder Müdigkeit

■ **Kalziumantagonisten**

Blutdrucksenkung durch Erweiterung der Gefäße und
Herzentlastung. Mögliche Nebenwirkungen: Schwellungen
der Beine, Hitzegefühle

Eine Frage ist bisher noch gar nicht aufgetaucht, die sowohl die Krankenkassen als auch die Ärzte beschäftigt: Wie ist es zu erklären, dass eine Reihe von Patienten, die neu auf Blutdruckmittel eingestellt werden, die Behandlung nach ein paar Wochen wieder abbricht? Da sprechen Sie eine ganz wichtige Frage an. Einen Grund haben wir ja schon gehört: Viele Patienten glauben manchmal irrtümlich, wenn sie den Blutdruck heruntergebracht haben, damit wäre alles wieder in Ordnung. Und ziehen daraus den falschen Schluss, dass sie nun keine weiteren Medikamente mehr brauchen.

Der andere Grund ist der, dass sich die meisten Patienten auch nach einer langsamen und vorsichtigen Senkung der Blutdruckwerte zunächst einmal matt und schlapp fühlen. Ihr Körper hat sich ganz einfach sehr an den überhöhten Blutdruck gewöhnt und reagiert auf die Absenkung mit Müdigkeit. Das geht nach einigen Tagen oder Wochen völlig vorbei. Aber wenn der Arzt die Patienten nicht darauf vorbereitet, was da an vorübergehenden Nebenwirkungen auf sie zukommt, dann setzen sie die Medikamente eben wieder ab. Zu ihrem eigenen Schaden.

Es dauert eine Weile, bis sich der Körper auf den niedrigeren Blutdruck umgestellt hat.

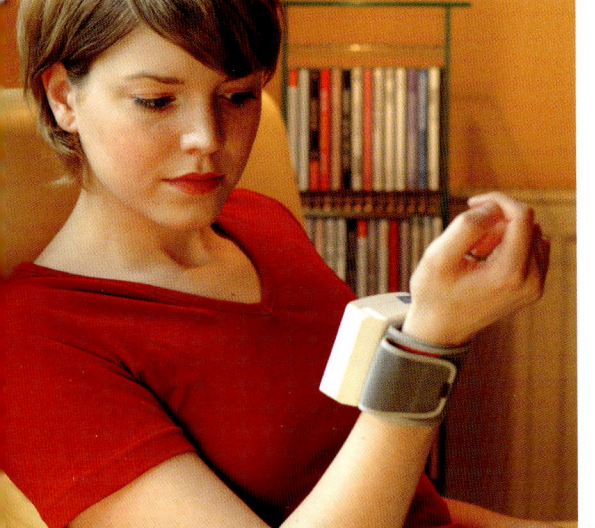

Niedriger Blutdruck –
worauf Sie achten müssen

Frau Dr. Koch, wir haben zum Schluss noch eine ganz andere Frage zu beantworten: Was macht man, wenn man einen zu niedrigen Blutdruck hat? Hier ist Frau B., 17 Jahre:

☎ *Das ist ganz fürchterlich bei mir. Ich wache in der Früh auf, steige aus dem Bett, um ins Bad zu kommen. Dabei wird es mir regelmäßig so schwindelig, dass ich mich wieder hinsetzen muss. Auch sonst während des Tages muss ich mich immer mal wieder festhalten, damit ich nicht umkippe. Unser Hausarzt hat ein paar Mal meinen Blutdruck gemessen. Der war nie höher als 105. Was kann man da tun?*

Ich rate jetzt einmal: Sie sind relativ groß, vielleicht in den letzten zwei Jahren noch einmal gewachsen, und Sie sind sehr schlank. Liege ich damit richtig?

☎ *Stimmt.*

Sie müssen sich vorstellen, dass der Körper eine große Leistung vollbringt, wenn er den Blutdruck ständig ungefähr gleich hält, egal ob Sie liegen, stehen oder laufen. Dabei müs-

Niedriger Blutdruck muss nicht immer behandelt werden.

sen dauernd Anpassungsvorgänge der Blutgefäße stattfinden, die vom autonomen System gesteuert werden, also von den Nerven, die dafür sorgen, dass wir automatisch atmen, dass das Herz schlägt und der Darm funktioniert.

Bei zu niedrigem Blutdruck spricht man von Hypotonie.

Wenn Sie schnell gewachsen sind, kommt die Steuerung noch nicht ganz mit und Sie spüren, dass es Ihnen schwindelig wird, wenn Sie aufstehen, weil der Blutdruck für eine kurze Zeit absackt. Wir nennen das Orthostatische Dysregulation. Das ist an sich ungefährlich, es sei denn, Sie fallen und tun sich weh. Da müssen Sie aufpassen. Und keine Angst, dieser Zustand wächst sich in den nächsten Jahren mit Sicherheit aus.

☎ *In den nächsten Jahren? Und was kann ich jetzt tun?* Ihren Kreislauf in Schwung bringen. Bevor Sie aus dem Bett steigen, legen Sie sich auf den Rücken und strampeln Sie zwei oder drei Minuten lang mit den Beinen in der Luft. Dann stehen Sie ganz langsam – also tatsächlich langsam – auf, duschen heiß und kalt und frühstücken richtig.

☎ *Das kann ich nicht. Ich krieg morgens nichts runter.* Das dachte ich mir. Junge Damen frühstücken immer zu wenig. Sie sollten aber, auch wenn Sie nichts essen, wenigstens genug Flüssigkeit zu sich nehmen. Orangensaft, Tee, Kakao – mindestens einen halben Liter. Dadurch haben Sie mehr Volumen in den Blutgefäßen. Kaffee ist nicht so gut, weil der die Blutgefäße erweitert und dadurch nach einiger Zeit den

Blutdruck senkt. Sie können allerdings noch mehr für Ihren Kreislauf tun, wenn Sie täglich Sport machen oder oder sich sonst regelmäßig bewegen. Wie wäre es beispielsweise mit Tanzen? Und seien Sie ganz beruhigt: Niedriger Blutdruck ist in den meisten Fällen gesund! Alles Gute für Sie!

Stimmt das wirklich? Ist ein so niedriger Blutdruck tatsächlich in Ordnung und kein Grund zur Sorge?

Wenn man sonst gesund ist, ja. Wobei der obere Wert nicht unter 110 bis 115 sein sollte. Ich möchte aber auch erwähnen, dass es niedrige Blutdruckwerte gibt, die alles andere als gesund sind. Nämlich bei Patienten mit einem schwachen Herzen, das nicht mehr die Kraft hat, einen normalen Druck aufzubauen. Schwere Herzinsuffizienz nennen das die Ärzte.

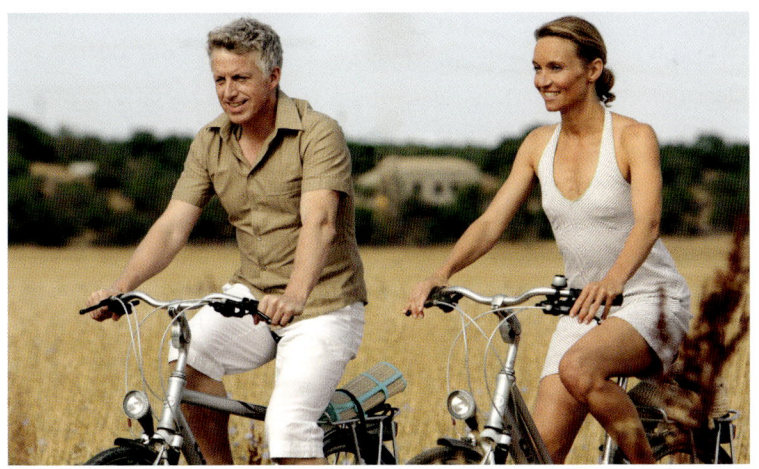

Aktive Bewegung ist bei niedrigem Blutdruck ebenso gut wie bei hohem.

Glossar

ACE-Hemmer: Blutdruck senkende Medikamente

Adrenalin: Hormon, das Herz und Kreislauf antreibt

Apoplex: Schlaganfall

Arterie: Blutgefäß, das Blut vom Herzen wegleitet

Arteriosklerose: Arterienverkalkung

Beta-Blocker: Blutdruck und Puls senkende Medikamente

Demenz: Verlust von Hirnfunktionen, etwa des Gedächtnisses

Diastole: Zeitraum, in dem sich der Herzmuskel entspannt

Diureticum: Harntreibendes Mittel, auch Blutdruck senkend

Doppler-Sonografie: Technik zur Untersuchung von Blutgefäßen

Generikum: Billigeres Arzneimittel, dass dieselben Wirkstoffe enthält wie das Originalpräparat

Hypertonus, Hypertonie: Bluthochdruck

Hypotonie: zu niedriger Blutdruck

Hypertensive Herzkrankheit: Schädigung des Herzens durch Hochdruck

Kalziumantagonisten: Blutdruck senkende Medikamente

Kortison: Körpereigenes Hormon

Orthostatische Dysregulation: ungenügende Blutdruckanpassung beim Liegen, Sitzen, Stehen

Psycho-Neuro-Endokrinologie: Beeinflussung von Nerven und Hormonproduktion durch seelische Befindlichkeiten

Systole: Zeitraum, in dem sich der Herzmuskel zusammenzieht

Telemonitoring: Datenübertragung zur Überwachung von Herz und Kreislauf

Vene: Blutgefäß, das Blut zum Herzen zurückleitet

Hilfreiche Adressen

Bayerischer Rundfunk
Gesundheitsgespräch
www.bayern2.de/gesundheitsgespraech
Umfassende Basisinformation zum Blut-
hochdruck; Navigation über Suchwort

Deutsche Herzstiftung
Vogtstraße 50
60322 Frankfurt am Main
www.herzstiftung.de
Alles zum Thema; schnelle Navigation
und für Laien gut verständlich

Deutsches Herzzentrum München
Klinik an der TU München
Lazarettstraße 36
80636 München
www.dhm.mhn.de
Gute Informationen über Suchfunktion;
schnelle Navigation

Deutsche Hochdruckliga/
Deutsche Hypertonie Gesellschaft
Berliner Straße 46
69120 Heidelberg
www.hochdruckliga.de
Herz-Kreislauf-Telefon: 0 62 21/58 85 55
Mo.–Fr.: 09.00–17.00 Uhr; viele Informa-
tionen rund um den Bluthochdruck mit
speziellen Patientenempfehlungen

Deutsche Seniorenliga e.V.
Heilsbachstraße 32
53123 Bonn
www.dsl-bluthochdruck.de
Gute, auch für den Laien verständliche
Informationen – außerdem Therapie-
angebote »ohne Medikamente«

Hypertoniezentrum München HZM
Prof. Dr. med. Martin Middeke
Dienerstraße 12
80331 München
www.hypertoniezentrum.de
Unter »Leistungen« alle Informationen,
auch für den Laien verständlich

KfH Kuratorium für Dialyse und
Nierentransplantation e.V.
Martin-Behaim-Straße 20
63263 Neu-Isenburg
www.bluthochdruck-niere.de
Alles Wissenswerte zum Thema Blut-
hochdruck einschließlich bundesweiter
Suchfunktion »Nierenzentren«

Nationale Herz-Kreislauf-Konferenz
www.nhkk.de
Zusammenschluss mehrer Fachgesell-
schaften, Links zur Deutschen Hoch-
druckliga, zur Deutschen Schlaganfall-
Gesellschaft, zum Sportärztebund und zur
Gesellschaft für Arteriosklerose-Forschung

Stiftung Deutsche Schlaganfall-Hilfe
Carl-Miele-Straße 210
33311 Gütersloh
www.schlaganfall-hilfe.de
Über »Suchfunktion« umfassende, für den
Laien verständliche Information auch
zum Bluthochdruck als Risikofaktor

Stiftung Schlaganfall
Oberföhringer Straße 123
81925 München
www.stiftung-schlaganfall.de
Für den Laien verständliche Informatio-
nen rund um den Schlaganfall

ÖSTERREICH
Bluthochdruck
www.bluthochdruck.at
Basisinformationen zum Thema

ÖGSF – Österreichische Gesellschaft
für Schlaganfall-Forschung
Neurologische Abteilung Landes-
klinikum Donauregion Gugging
Hauptstraße 2
A–3400 Gugging
www.schlaganfall-info.at
Informationen zum Schlaganfall

Österreichische Hochdruckliga/
Österreichische Gesellschaft für
Hypertensiologie

Abt. für Innere Medizin
Krankenhaus Zell am See
Paracelsusstraße 8
A–5700 Zell am See
www.hochdruckliga.at
Gute, leicht verständliche Informationen
mit kritischen Anmerkungen zu »alter-
nativen« Behandlungsmethoden

SCHWEIZ
Schweizerische Herzstiftung
Schwarztorstraße 18
Postfach 368
CH–3000 Bern 14
www.swissheart.ch
Über »Suchfunktion« gute Informationen,
leider etwas versteckt

Schweizerische Hypertonie Gesellschaft
Schwarztorstraße 18
CH–3007 Bern
www.swisshypertension.ch
Englischsprachige Seite – eher für Ärzte –
Leitlinien zur Behandlung des Bluthoch-
drucks auch in deutscher Sprache.

Schweizerische Schlaganfall Stiftung
Geschäftsstelle
Hermetschloostraße 73
CH–8048 Zürich
www.streifung.ch
Internetseite im Aufbau

Register

Impressum

Programmleitung:
Ulrich Ehrlenspiel
Redaktion: Corinna Feicht, Christina Wiedemann
Lektorat: Janette Schroeder
Bildredaktion:
Daniela Jelinek
Layout: independent Medien-Design, Claudia Hautkappe
Herstellung: Gloria Pall
Satz: schroeder & partner, München
Repro: Longo AG, Bozen
Druck und Bindung: Kaufmann, Lahr
ISBN 978-3-8338-1106-7
1. Auflage 2008

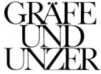

Ein Unternehmen der
GANSKE VERLAGSGRUPPE

Wichtiger Hinweis:

Die Gedanken, Methoden und Anregungen in diesem Buch stellen die Meinung bzw. Erfahrung des Verfassers dar. Sie wurden vom Autor nach bestem Wissen erstellt und mit größtmöglicher Sorgfalt geprüft. Sie bieten jedoch keinen Ersatz für persönlichen kompetenten medizinischen Rat. Jede Leserin, jeder Leser ist für das eigene Tun und Lassen auch weiterhin selbst verantwortlich. Weder Autor noch Verlag können für eventuelle Nachteile oder Schäden, die aus den im Buch gegebenen praktischen Hinweisen resultieren, eine Haftung übernehmen.

Bildnachweis:

Fotos:
Corbis: S. 6; Focus/SPL: S. 2; FreeLansPool: S. 32, 40; Getty: S. 11, 28, 36; GU-Archiv: S. 26 (K. Blaschke); Hochdruckliga: S. 15; Jump: S. 43; Mauritius: S. 19, 21; Dieter Mayr: U1/U4, S. 4 (li. + re.); Medicalpicture: S. 9 (li. + re.); Okapia: S. 35

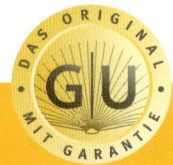

Unsere Garantie

Liebe Leserin und lieber Leser,

wir freuen uns, dass Sie sich für ein GU-Buch entschieden haben. Mit Ihrem Kauf setzen Sie auf Qualität, Kompetenz und Aktualität unserer Ratgeber. Dafür sagen wir Danke! Wir wollen als führender Ratgeberverlag noch besser werden. Daher ist uns Ihre Meinung wichtig. Bitte senden Sie uns Ihre Anregungen, Ihre Kritik oder Ihr Lob zu unseren Büchern. Haben Sie Fragen oder benötigen Sie Rat? Wir freuen uns auf Ihre Nachricht!

Wir sind für Sie da!

Montag–Donnerstag: 8.00–18.00 Uhr;
Freitag: 8.00–16.00 Uhr *(0,14 €/Min. aus dem dt. Festnetz/
Tel.: 0180-5 00 50 54* Mobilfunkpreise
Fax: 0180-5 01 20 54* können abweichen.)
E-Mail:
leserservice@graefe-und-unzer.de

P.S.: Wollen Sie noch mehr Aktuelles von GU wissen, dann abonnieren Sie doch unseren kostenlosen GU-Online-Newsletter und/oder unsere kostenlosen Kundenmagazine.

GRÄFE UND UNZER VERLAG
Leserservice
Postfach 86 03 13
81630 München